OBSERVATIONS

SUR

LA SPONTANÉITÉ DE LA RAGE

DANS

LA RACE CANINE

Extrait du RECUEIL DE MÉDECINE VÉTÉRINAIRE

NUMÉRO DE JANVIER 1874

OBSERVATIONS

SUR

LA SPONTANÉITÉ DE LA RAGE

DANS

LA RACE CANINE

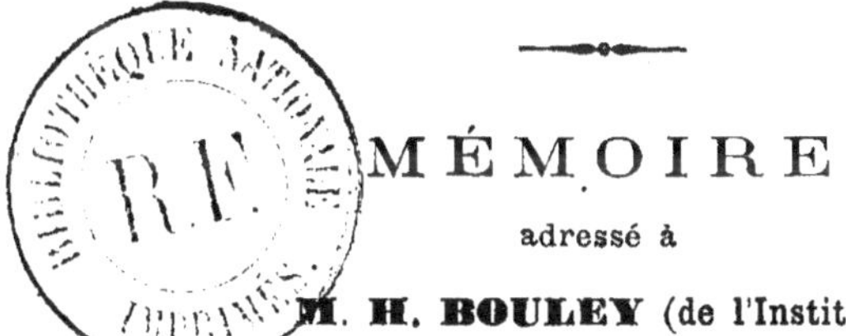

MÉMOIRE

adressé à

M. H. BOULEY (de l'Institut)

INSPECTEUR GÉNÉRAL DES ÉCOLES VÉTÉRINAIRES DE FRANCE

PAR

M. Paul SIMON

MÉDECIN-VÉTÉRINAIRE A PARIS

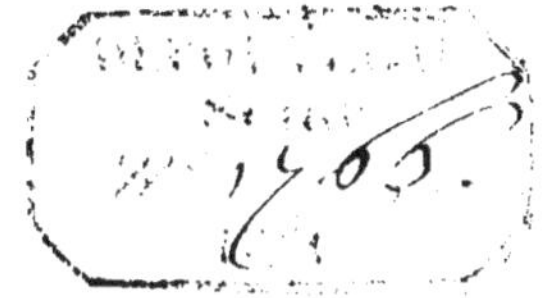

> Le mot HYDROPHOBIE, employé pour désigner la rage du chien, est un non-sens auquel il faut attribuer presque tous les malheurs résultant de cette maladie.   (P. SIMON.)

PARIS

TYPOGRAPHIE DE Vᵉˢ RENOU, MAULDE, ET COCK

144, RUE DE RIVOLI, 144

1874

OBSERVATIONS

SUR

LA SPONTANÈITÉ DE LA RAGE DANS LA RACE CANINE.

CHER MAÎTRE,

Je m'empresse de répondre à l'appel de votre *Chronique* de sep·
tembre dernier :

La rage peut-elle se développer spontanément ?

Cette question, si importante au point de vue de l'humanité, mérite
à ce titre qu'on s'en occupe sérieusement et je considère comme un
devoir de vous rendre compte de quelques observations que j'ai
recueillies.

Depuis longtemps, je pensais que cette maladie naissait spontanément et de toutes pièces dans l'organisme du chien. Aujourd'hui, c'est
chez moi une conviction profonde, acquise par la pratique et reposant
sur des faits, qui me décide à vous communiquer mes réflexions.

Dès le commencement de mon exercice à Paris (1861), j'avais acquis
définitivement cette persuasion.

Plus tard, les faits se renouvelant, j'apportai à cette question l'at-
tention que réclame un pareil sujet ; et si, dans la majorité des cas, les
renseignements sont vagues ou nuls, il n'en est pas toujours ainsi ; on
rencontre bien quelquefois des personnes capables de vous donner des
renseignements sérieux et précis. Certainement que bien souvent on
peut-être conduit à l'erreur, par suite de la nonchalance d'esprit des

propriétaires ou leur mauvais vouloir, car il est remarquable que *jamais* ils ne vous croient immédiatement, lorsque vous leur déclarez que leur chien est enragé ou suspect de rage.

Pour moi, la rage spontanée est : *la résultante des désirs vénériens prolongés pendant un temps plus ou moins long et, en fin de compte, non satisfaits.*

C'est dans cette condition et par cette cause unique, selon moi, que se développe la rage spontanée.

Les expériences de Toffoli, si concluantes d'ailleurs, se répètent *naturellement*, pour ainsi dire, chez les propriétaires, et, ce que j'observe assez souvent n'est qu'une variante de ces expériences.

Je dois dire tout de suite que, malheureusement, lorsque j'ai commencé à prendre des notes sur la rage, j'ai eu plutôt en vue de faire une statistique établissant le nombre des cas de rage qui me seraient présentés chaque année, et relatant comparativement le nombre des deux formes de cette maladie chez le mâle et la femelle, que de m'occuper plus spécialement de la spontanéité.

Si j'ai négligé ce côté de la question, qui est en ce moment à l'ordre du jour, c'est parce que j'étais arrivé à ce degré de certitude qui ne me laissait plus aucun doute sur ce point. A la vérité, je ne pensais pas avoir besoin d'en donner un jour la preuve matérielle.

Voyant des cas de rage assez souvent, j'ai fait construire, en 1865, dans mon infirmerie, une niche *ad hoc*, pour voir de près la rage et pouvoir bien étudier la marche de cette maladie, ce que j'ai pu faire tout à mon aise. Je puis donc vous en parler en connaissance de cause et je puis vous dire, sans forfanterie, que ce terrain m'est devenu familier.

Pourquoi d'ailleurs la rage ne se produirait-elle pas spontanément ? Est-ce que dans l'échelle animale chaque race ne possède pas le triste privilége de donner naissance à différentes maladies particulières, sous l'influence de causes déterminées? Est-ce que la morve et le farcin ne se développent pas *spontanément* chez le cheval, présentant ce point de contact avec notre sujet que ces maladies sont toutes deux, comme la rage, transmissibles à l'homme?

Pourquoi donc n'admettrait-on pas que la rage puisse naître également chez le chien?

Ma statistique vous donnera le nombre des cas de rage qui m'ont été présentés depuis le commencement de l'année 1868 jusqu'au 1er décembre 1873. Je ne parle pas des cas vus avant cette date, ils sont peu nombreux et les notes insuffisamment prises; je craindrais des erreurs.

Je possède trois observations auxquelles j'accorde la confiance la plus absolue au point de vue de la spontanéité, parce qu'elles ne me laissent aucun doute sous ce rapport, et qu'au besoin on pourrait encore en contrôler l'exactitude. J'ai dans la mémoire un certain nombre d'autres faits, mais je ne me les rappelle que vaguement et, par conséquent, je ne vous en parlerai pas.

Obs. Ire. — Cette observation remonte déjà loin; j'exerçais à cette époque à Coulommiers, c'était en 1860, pendant les vacances.

Je fus appelé en hâte par M. N...., notaire à Choisy-en-Brie et maire de cette commune, pour visiter un chien. Je me rendis aussitôt chez mon client qui m'apprit que l'un de ses chiens (un beau braque noir) avait disparu depuis deux jours, et que, portant un collier indiquant sen nom et son adresse, il avait été trouvé errant, à sept ou huit lieues de Choisy, par une personne qui, connaissant M. N...., l'avait recueilli et lui avait écrit de venir chercher l'animal. M. N.... dépêcha aussitôt son jardinier; mais, dans le trajet, en ramenant le chien, le malheureux jardinier fut mordu par l'animal. On me fit visiter le chien, que je n'hésitai pas à déclarer atteint de la rage.

Je dois vous dire que M. N.... était un chasseur intrépide, et que chez lui es chiens étaient de belle et bonne race, et très bien soignés. Le chenil était grand et bien aménagé, les animaux sortis sous la surveillance du jardinier, ou par les fils de M. N...., ou par M. N.... lui-même.

Ainsi les renseignements sont très-sûrs.

On me retint à dîner, et naturellement la conversation revint constamment sur le chien; M. N.... ne voulait pas croire que son chien était enragé; c'était en vain que ses fils lui répétaient mon affirmation. « Mais, disait-il, « *cela n'est pas admissible, je suis sûr que mon chien n'a jamais été mordu.* »

Le lendemain, l'animal mourait de la rage, et vingt jours après, le pauvre jardinier succombait à son tour, en proie à toutes les tortures de cette affreuse maladie.

Cet homme ne s'était nullement occupé de sa morsure en route. J'avais bien fait prévenir le médecin aussitôt ma visite, mais il était trop tard. Quelque temps après, je revis le docteur, M. H. (que je connaissais d'ailleurs), qui me raconta la fin horrible de ce malheureux.

J'ai bien des fois, depuis cette époque, fait des réflexions sur cette observation, et pour moi il n'est pas douteux que ce cas de rage soit spontané, surtout quand on a vu l'organisation du chenil, les soins qu'on donnait aux animaux et enfin les renseignements si positifs, et répétés à satiété par M. N...., qui, en sa qualité de maire, aurait appris si un chien enragé était entré dans la localité.

Disons, en outre, qu'*il n'avait jamais été question de morsure et que tout le monde était d'accord sur ce point.*

Cette région étant essentiellement un pays de culture, on ne peut admettre davantage que le chien ait été mordu en chassant, car un chien errant, atteint de rage, ne pourrait manquer d'être signalé, serait-ce même dans les bois, qui sont parcourus ou habités par des gardes et des charbonniers.

Obs. II. — Cette seconde observation remonte à 1862, j'exerçais depuis un an à Paris, et j'avais vu déjà différents faits qui me faisaient de plus en plus croire à la spontanéité.

M. G......, rentier, alors mon client, demeurant quai d'Anjou, n° 27, au deuxième étage, possédait un fort joli petit chien anglais, *terrier-griffon-nain,* sous poil fauve un peu grisâtre. Cette race est, vous le savez mieux que moi, très-ardente, et les soins dont on entoure ces petits animaux, si intéressants, ne font souvent que développer chez eux l'intensité des instincts génésiques. Ce petit animal n'était jamais abandonné; il ne sortait que tenu en laisse, où en compagnie de Mme G......, dans sa propre voiture.

Effrayés de la physionomie de leur chien, M. et Mme G...... me le firent amener le 15 avril 1862, et il mourait chez moi le 18, après avoir présenté tous les symptômes de la rage furieuse. Ses maîtres m'ont affirmé que *jamais il n'avait été mordu,* et il faut bien l'admettre, puisqu'on ne le quittait pas.

Ce fait, comme le précédent, ne me laisse aucun doute.

Je vous citerai une troisième observation, d'un superbe chien de Terre-Neuve âgé de deux ans, présenté à ma consultation le 16 juin 1873, par M. T......, demeurant rue des Ursulines, n° 14.

Le propriétaire, qui avait élevé ce chien qu'il admirait et auquel il tenait considérablement, me déclara de la manière la plus formelle qu'*il n'avait jamais été mordu,* que, de plus, il ne sortait jamais qu'avec lui et ne le confiait à personne.

Ce bel animal présentant les premiers symptômes de la rage, je conseillai au propriétaire de le conduire à l'École d'Alfort, où il mourut deux jours après de la rage mue parfaitement confirmée, ainsi qu'on pourra s'en assurer au registre des hôpitaux de l'École.

J'ai considéré ce fait comme décisif, il n'y manque rien pour l'affirmer.

Quant à la spontanéité de la rage chez la chienne, je ne possède aucun fait qui puisse me la faire admettre. Jusqu'à plus ample informé, je ne pense donc pas qu'elle puisse contracter la maladie spontanément. Cette idée est tellement arrêtée dans mon esprit, qu'il m'est arrivé bien des fois de dire (et cela depuis longtemps), à différentes personnes qui m'entretenaient de la rage : « Si vous tenez à n'avoir jamais d'inquiétude sous ce rapport, ayez de préférence une chienne. »

Je persiste donc à penser et à dire que la rage spontanée est particulière au mâle, et je ne crains pas d'affirmer que les cas en sont plus fréquents qu'on ne le pense. L'avenir, du reste, le démontrera, car fatalement les mêmes causes produisent les mêmes effets.

Le fait suivant (que je place ici après avoir terminé ce travail) pourrait, peut-être, modifier ma pensée ; mais comme il est déjà éloigné et que la chienne, cause des malheurs dont je vais tracer succinctement le récit, appartenait à un marchand de vins traiteur, qu'elle était constamment libre et à tout moment sur la voie publique, on peut admettre qu'il y a eu contagion.

J'ai recueilli tous les renseignements avec soin.

Voici le fait :

M. L......., distillateur, rue du Petit-Musc, n° 26, me fit appeler le 5 août 1866 (c'était un dimanche soir, vers neuf heures) pour visiter une jument. Je m'y rendis de suite et le propriétaire me conduisit à l'écurie où il me présenta (*sans me donner aucun renseignement*) une jument percheronne, sous poil blanc, faisant le service de la voiture de livraison. Cette bête était en proie à une fureur terrible, fureur telle qu'il ne m'a jamais été donné de voir semblable chose. Cette jument, qui heureusement était bien attachée à deux longes, faisait des bonds dans sa stalle comme une bête féroce, donnant des coups de pieds effrayants et se jetant de tous côtés en mordant stalle et râtelier. Je n'exagère rien en disant qu'elle enlevait des copeaux de bois de la stalle, qui était en sapin.

C'est dans ces conditions que j'entrai dans l'écurie, et, sans ce spectacle effrayant, j'aurais évidemment abordé cette jument.

Je restai ainsi pendant quelques instants, me demandant en face de quelle maladie je me trouvais : les accès de fureur succédaient rapidement à des moments de calme. Enfin je me prononçai et dis à mon client : « Ma foi, je crois que votre jument est enragée, car il n'y a que la rage pour produire de semblables effets. »

M. L....... me prit alors à part et me fit entrer dans son cabinet, où il me raconta, avec une terreur non dissimulée, que, environ deux mois et demi avant, cette jument avait été mordue au nez par un chien, qu'un de ses clients lui avait donné dans les premiers jours de juin.

Ce qui l'inquiétait, surtout, c'était que la jument avait mordu au bras, le jour même, un de ses employés. Je demandai à voir cet homme, et je constatai qu'il portait à l'avant-bras gauche, au-dessous de l'épaule, une morsure affreuse, longue de 15 centimètres environ avec plaie centrale.

J'appris, en outre, que le chien en question n'avait passé chez lui qu'une demi-journée et une nuit, et que le lendemain on l'avait emmené à Neuilly, sur une voiture de fumier, que M. L....... envoyait à sa campagne. En arrivant à destination, le jardinier et un autre homme au service de M. L....... s'approchèrent de la voiture pour la pousser et aider à opérer un mouvement de recul. Le chien était toujours sur la voiture. Pendant ce mouvement le jardinier fut mordu par l'animal à la face dorsale de la main et l'autre personne à la joue. Ce chien descendit alors et mordit au nez la jument qui avait conduit la voiture de fumier, et ensuite une chèvre appartenant au jardinier (1).

La veille, ce chien avait mordu quatre hommes à Paris, chez M. L......., et en plus une chienne qui avait des petits.

On n'avait attaché aucune importance aux morsures de la veille, mais comprenant enfin la gravité de la situation, le jardinier abattit le chien à coups de fourche.

Le cadavre fut conduit à l'École d'Alfort où on conclut à l'existence de la rage, mais en le dissimulant autant que possible, car la deuxième personne mordue était présente.

Les deux hommes ont été cautérisés le lendemain seulement de la morsure.

---

(1) Le cocher conduisant la voiture était le fils du donateur du chien et, heureusement pour lui, connu de l'animal.

Voici ce qui est résulté de ces morsures.

La première victime fut la chèvre, qui mourut de la rage cinq semaines environ après l'inoculation. Cette bête avait lacéré, pendant les accès, les rideaux de la fenêtre du jardinier.

La seconde victime fut la jument, qui contracta la rage le 5 août et qui fut abattue à l'écurie, dans la nuit même, par l'équarrisseur.

La troisième fut le malheureux jardinier, qui, cinq mois et demi après l'inoculation, mourait à la maison de santé le 16 novembre, jour où, par une bizarre coïncidence, le deuxième homme mordu se mariait et devenait le beau-frère de M. L........

Enfin ce dernier, le malheureux beau-frère de M. L......., mourait de la rage, à la maison de santé, à la fin d'août (1867), c'est-à-dire QUINZE MOIS après la morsure.

Les quatre hommes mordus le premier jour ont été cautérisés trop tard également, mais il ne leur est rien arrivé.

La chienne a été sacrifiée de suite, ainsi que ses petits.

Quant à l'homme mordu par la jument, il a été également cautérisé et il ne lui est rien arrivé. Il est aujourd'hui sous les drapeaux et en bonne santé.

Je tiens tous ces renseignements de source certaine.

Quant à l'animal qui a causé tous ces malheurs, je ne l'ai pas connu, mais je suis allé chez la personne même qui l'avait donné à M. L......., afin d'avoir des renseignements précis.

J'y allais pensant que l'animal devait être un mâle, mais M. A....., qui est marchand de vins traiteur à Montmartre, et que j'ai eu la chance de rencontrer, m'a dit qu'il se rappelait très-bien le fait, que c'était une chienne bull-terrière de six à sept mois, très-jolie, et qui portait le nom de *Venus*. Il a même ajouté, sur mes questions, qu'elle n'avait jamais été mordue, qu'autrement il ne l'aurait pas donnée à M. L....... et que ce dernier désirait l'avoir pour sa maison de campagne. Enfin il m'a dit, en terminant, qu'il était persuadé qu'ELLE N'ÉTAIT PAS ENRAGÉE et que bêtes et gens étaient morts de MAUVAISES FIÈVRES.

La crainte d'être trop long dans ce récit fait que je m'arrête ici, car j'ai, sur ce dernier cas, des renseignements extrêmement intéressants. Je me contenterai de vous dire, cher Maître, pour vous convaincre que c'était bien l'affreuse maladie, que la famille L......., voyant l'anxiété et l'état nerveux du malade, avait eu la malencontreuse idée, pour le calmer, de lui faire venir un bain, à la vue duquel il est entré dans une exaspération telle qu'il a fallu d'urgence le conduire immédiatement à la maison de santé. Depuis vingt-quatre heures il ne pouvait plus boire, et la vue des liquides l'irritait.

Ma statistique comprend une période de six années, de 1868 à 1873, moins le mois de décembre, ainsi que l'indique le tableau n° 1. (Voir ce tableau à la page suivante.)

Bien que la rage présente quelquefois des différences notables dans sa manifestation, j'établis seulement deux classifications : 1° la rage furieuse; 2° la rage mue, c'est-à-dire celle qui, à sa période d'état, s'accompagne de la paralysie de la mâchoire inférieure. Tous les cas ne présentant pas ce dernier symptôme, je les ai appelés *rage furieuse*.

Il résulte de ce travail qu'il m'a été présenté pendant ce laps de temps 158 cas de rage, comprenant 80 cas de rage furieuse et 78 de rage mue. Ces cas se décomposent ainsi, annuellement :

Tableau n° 1.

COMMENCEMENT DE STATISTIQUE SUR LA RAGE (1)

ANNÉES	Janvier		Février		Mars		Avril		Mai		Juin		Juillet		Août		Septembre		Octobre		Novembre		Décembre		TOTAUX ANNUELS
	RAGE	RAGE MUE	RAGE	RAGE MUE	RAGE	RAGE MUE	RAGE	RAGE MUE	RAGE	RAGE MUE	RAGE	RAGE MUE	RAGE	RAGE MUE	RAGE	RAGE MUE	RAGE	RAGE MUE	RAGE	RAGE MUE	RAGE	RAGE MUE	RAGE	RAGE MUE	
1868......	»	»	1	2	2	1	2	»	1	»	1	»	1	1	»	1	»	1	1	1	»	1	»	2	19
1869......	1	1	1	»	1	1	»	»	»	2	»	»	2	»	5	1	1	4	2	»	»	2	1	1	26
1870......	»	1	»	»	»	»	»	»	»	»	2	»	»	2	1	1	1	1	3	1	4	1	2	3	23
1871......	»	1	1	»	4	»	3	»	2	»	2	1	3	2	2	3	1	»	»	2	1	2	»	3	33
1872......	»	3	1	»	2	2	3	»	1	6	2	3	»	1	1	»	»	1	1	1	3	»	1	»	32
1873......	»	2	2	4	1	1	2	1	»	»	1	2	1	1	1	3	»	1	»	»	2	»	»	»	25
	1	8	6	6	10	5	10	1	4	8	8	6	7	7	10	9	3	8	7	5	10	6	4	9	
Totaux par mois.	9		12		15		11		12		14		14		19		11		12		16		13		158

(1) Dans ce tableau, il n'a pas été tenu compte des cas de suspicion présentés et non confirmés.

Années.	Totaux.	Rage furieuse.	Rage mue.
1868.....................	19	9	10
1869	26	14	12
1870....................	23	13	10
1871....................	33	19	14
1872....................	32	15	17
1873....................	25	10	15
TOTAUX......	158	80	78

Sur ce nombre de 158, les chiennes figurent pour 14, soit une proportion de 9 pour 100 et une fraction, ou une femelle contre 10 mâles. Le tableau relate par année et par mois le nombre des cas de rage furieuse et de rage mue.

Cet exposé permet de dire que les mois qui ont produit le plus de cas de rage sont, du plus au moins :

Août	19
Novembre.......................	16
Mars...........	15
Juin..........	14
Juillet	14
Décembre	13
Février.........................	12
Mai.............................	12
Octobre.........................	12
Avril...........................	11
Septembre.......................	11
Janvier.........................	9
TOTAL..........	158

Il est constant pour moi que les époques où on voit le plus de cas de rage sont le printemps et l'automne, c'est-à-dire les époques du rut, et si, dans mon tableau, le mois d'août est plus fort que tous les autres, cela doit tenir sans doute à ce que l'année 1869 a donné dans ce mois, par extraordinaire, un nombre relativement considérable (6 cas), tenant probablement à la contagion. Mais, malgré ce chiffre, j'ai sur ce point une opinion bien arrêtée. On voit, du reste, la rage en tout temps et, contrairement à l'idée accréditée dans le public, *les grandes chaleurs n'ont aucune action sur la production de cette maladie.*

Le tableau n° 2 indique la statistique des animaux mâles et femelles entrés à l'infirmerie pendant la même période de 1868 à 1873, moins décembre, sans compter les cas de rage qui forment une statistique à part.

Tableau n° 2.

CHIENS ET CHIENNES ENTRÉS A L'INFIRMERIE DE 1868 A 1873.

Années.	Chiens.	Chiennes.	Total.
1868	102	53	155
1869...............	83	38	121
1870...............	109	72	181
1871...............	54	35	89
1872...............	88	26	114
1873, moins décemb.	120	44	164
Totaux....	556	268	824

D'après ce relevé, on voit qu'il est entré 824 animaux, comprenant 556 chiens et 268 chiennes.

Le tableau n° 3 indique, sans désignation de sexe, la quantité des animaux de l'espèce canine présentés tant à ma consultation que visités à domicile.

Tableau n° 3.

ANIMAUX DE L'ESPÈCE CANINE PRÉSENTÉS A MA CONSULTATION ET VISITÉS A DOMICILE PENDANT LA MÊME PÉRIODE.

Années.	Nombre.
1868...................	652
1869...................	615
1870...................	547
1871...................	404
1872...................	705
1873, moins décembre...	666
Total........,	3,589

En additionnant ce dernier chiffre avec celui de l'infirmerie, je trouve, pour cette période de six années, moins décembre 1873, un total de 4,413 animaux. Ces chiffres ont été établis avec la plus stricte exactitude.

Enfin, la proportion des cas de rage, sur ce dernier chiffre, est de 3 1/2 pour 100, soit 1 contre 27.

Je vais, maintenant, si vous le permettez, cher Maître, vous tracer le récit de deux cas récents de rage communiquée, qui, je pense, paraîtront intéressants à mes confrères. Je vous citerai ensuite un troisième fait, qui pourrait être considéré comme spontané, mais qui a un côté vulnérable ; du reste, vous en jugerez.

Les voici :

Premier fait. — N° 23 de ma Statistique 1873.

Le 22 octobre dernier, M. B....., tenant un café, rue des Fossés-Saint-Bernard, n° 24, vint me trouver de bon matin ; il était suivi d'un homme conduisant une brouette sur laquelle étaient quatre cadavres, celui d'une chienne bull-terrière âgée de quatre ans, d'assez forte taille, et de ses trois petits chiens, âgés de vingt-deux à vingt-trois jours.

M. B....., encore en proie à une vive émotion, me raconta ce qui suit : Dans le courant de la nuit, vers deux heures du matin, sa chienne avait été prise d'un accès de fureur pendant lequel elle avait étranglé ses trois petits (l'un de ces petits chiens avait la tête broyée).

Cette bête couchait sous le comptoir de l'établissement. Un jeune garçon, de douze à treize ans, au service de M. B....., couchait également dans le café, à deux ou trois mètres du comptoir, près du billard. Cet enfant, réveillé en sursaut par ce vacarme, fut effrayé, et, après

2

avoir averti, par un coup de sonnette, son patron, qui demeurait au troisième étage, se sauva dans une arrière-cuisine située au fond du café, et de là passa par la fenêtre dans une petite cour, d'où on le fit sortir par-dessus le mur, à l'aide d'une échelle.

M. B..... alla ensuite chercher des gardiens de la paix, qui abattirent la chienne à coups de sabre, en entre-bâillant légèrement la porte et en lui plongeant le sabre dans la gorge.

Je questionnai avec soin M. B....., lui demandant si l'animal avait été mordu quelque temps avant : il ne se rappelait rien et affirmait que non ; seulement, répondant à mes nombreuses questions, il me raconta que l'avant-veille, la chienne s'était absentée toute la nuit ; qu'elle était rentrée le matin, et qu'il avait supposé qu'on l'avait oubliée en fermant le café ; que, le jour précédent, elle était partie, le soir, et n'était rentrée qu'à onze heures ; qu'enfin, la veille, elle avait mordu beaucoup de chiens dans le quartier, et qu'à tous les clients qui entraient au café, elle donnait des *coups de nez* dans les jambes (ce sont ses propres expressions). Il n'y attachait, du reste, pas d'importance.

Informé de ces faits, M. le Commissaire de police du quartier Saint-Victor me priait de faire l'autopsie de la chienne et de dresser un rapport. Je trouvai dans l'estomac une bouillie noirâtre, épaisse, renfermant de nombreux caillots de sang, déglutis pendant l'abattage, quelques débris de viande et *quelques corps étrangers* peu abondants, consistant en un peu de crin et quelques petits brins de paille. Les autres organes ne présentaient rien de particulier.

Ici, l'autopsie était inutile, les faits étaient assez significatifs pour se prononcer. Je conclus à l'existence de la rage.

De nombreux chiens furent sacrifiés ; des propriétaires voisins, négociants à l'Entrepôt des vins, n'avaient pas attendu l'expertise et avaient abattu leurs chiens, sachant qu'ils avaient été mordus : l'un d'eux, M. R....., a tué ses deux chiens de chasse.

Quelques jours après, un de mes clients, M. F....., me parlant de ce fait, me disait qu'il était heureux que son *Stop*, un magnifique Saint-Germain, ne fût pas sorti ce jour-là. Tout en causant, M. F..... m'affirma que la chienne de M. B..... avait été mordue, quelques jours avant. J'allai voir M. B....., qui m'avoua, en effet, que sa chienne avait été mordue, un samedi soir, dans la rue, et qu'elle avait mis bas le lundi suivant ; mais que, chez moi, il ne se l'était pas rappelé. La période d'incubation avait donc été de vingt-cinq jours.

Ce fait montre : 1° que l'accès de rage peut aller, chez la chienne, jusqu'à la destruction de sa propre famille, ce qui doit être un fait assez rare ; 2° que la parturition et l'allaitement n'ont pas retardé la manifestation de la maladie. Dans tous les cas, je pense que les clients de M. B..... ont été heureux d'avoir évité les morsures de l'animal : car, sous le *coup de nez*, il pouvait se trouver un coup de dent.

Deuxième fait. — N° 24. Ce fait est du 20 novembre.

Mme B....., sage-femme, demeurant rue des Écoles, n° 4, m'avait amené, dans la matinée du 13 octobre précédent, un chien de race Skye, sous poil blanc, taille moyenne, âgé de deux ans. Cet animal venait d'être mordu par un chien enragé en deux endroits : au bord de la lèvre supérieure, en dedans et en dehors, et au milieu du nez, entre les deux yeux. Je lavai les plaies et les cautérisai au fer rouge, en ayant soin de protéger les yeux par une lamelle de bois, de chaque côté. La cautérisation a été faite *vingt minutes au plus* après la morsure.

On remmena ce chien, avec la recommandation que, s'il survenait quelque chose d'anormal, on me l'envoyât de suite. Ce chien présenta les premiers symptômes de la rage le 18 novembre, et, deux jours après, l'animal était en pleine fureur.

Ce deuxième fait est intéressant à plus d'un titre ; il indique : 1° la durée de l'incubation, qui a été de trente-sept jours ; 2° que, malgré la cautérisation faite vingt minutes après la morsure, la contagion n'a pu être évitée.

Cette dernière considération me remet en mémoire un long article sur la rage, publié en 1872, dans le journal *le XIXe Siècle*, numéros des 6, 9, 12, 16 et 23 juillet, par M. le docteur Chairon.

Je vous avouerai qu'après avoir lu cet article dans un journal aussi répandu, article dont les conclusions seraient dangereuses à admettre, j'aurais été heureux de pouvoir protester contre cette théorie ; mais écrire n'est pas chose aisée, surtout quand on ne l'a jamais fait.

Donc, voici ce qui est écrit tout au long dans le numéro du 23 juillet. Je cite textuellement :

« Il suffit de cautériser la plaie, *qui est, en général, dans des condi-« tions si favorables à l'absorption*, dans les vingt-quatre heures qui « suivent l'accident, pour être *à peu près sûr*, si la cautérisation est « faite convenablement, que la rage ne se développera jamais. »

Et plus bas :

« On a le temps d'agir, rien ne presse. »

Si cette opinion du docteur Chairon était, malheureusement, admise par le public, elle ne pourrait lui être que funeste, et enlèverait au médecin le seul moyen efficace, *connu jusqu'à présent*, d'éviter la contagion.

Je ne veux, pour preuve de ce que j'avance, que l'affirmation du Maître vénéré à qui j'ai l'honneur d'adresser ces lignes, et dont la leçon, que je n'ai pas oubliée, se résumait ainsi :

Dans le cas de morsure, il faut de suite laver la plaie, exercer une pression et une succion, si cela est possible ; ensuite, cautériser au fer rouge énergiquement, immédiatement après la morsure.

Je n'ai pas l'intention de faire, ici, la critique de l'article dont je parle ; mais, eu égard à la question de la spontanéité, je suis obligé de dire que je n'admets pas davantage les causes auxquelles l'auteur attribue le développement de la rage. Pour ce dernier, le chien est le grand ordurier de la nature, et c'est à cette habitude de manger des matières en putréfaction que l'animal doit de devenir enragé. Lisez plutôt, numéro du 16 juillet :

« Quelle est donc la cause réelle de la rage ? Je crois la trouver dans
« l'alimentation. Elle est au chien ce que la fièvre typhoïde et le ty-
« phus sont à l'espèce humaine. L'animal, en effet, en raison de sa
« prédilection native pour toutes sortes d'immondices et d'ordures,
« doit être un foyer de putréfaction permanent. Tant que la santé est
« dans son état normal, tant que les fonctions physiologiques accom-
« plissent parfaitement toutes leurs phases, que tous les organes sont
« dans un état d'intégrité satisfaisant, l'équilibre se maintient. Il peut
« lutter pour l'existence, vivre. Mais, dès que cet équilibre est rompu,
« la nutrition est incomplète. La maladie arrive ; *le foyer de putréfac-*
« *tion qui existe d'une manière latente dans le chien*, ne se trouvant
« plus brûlé et régénéré à chaque instant, donne naissance à ces pro-
« duits vénéneux et septiques qui altèrent l'organisme et déterminent
« les modifications moléculaires des centres nerveux, dont les mani-
« festations sont la rage, etc... »

Et plus loin :

« Voici pourquoi le chien est toujours prédisposé à la rage, et pour-

« quoi *tout chien malade* est sujet à devenir enragé. *Cette assertion est*
« *bien connue de tous les médecins vétérinaires.* »

Je ne pense pas que cette assertion soit admise par tous les médecins
vétérinaires, et il me suffira, pour renverser d'un seul coup la théorie,
de dire que la rage spontanée existe plus particulièrement chez les
chiens d'appartement, qui, eux, ne mangent jamais que des aliments
choisis, souvent même trop choisis, et que cette alimentation, ne s'ac
compagnant, généralement, d'aucune fatigue du corps, développe particulièrement chez ces petits animaux, jusqu'au paroxysme, le désir du
coït, désir dont on ne fait, le plus souvent, qu'un motif de plaisanterie,
et qui, pourtant, est des plus impérieux. Ne voit-on pas, en effet, à
chaque instant, des chiens séjourner constamment et par tous les
temps, sous la pluie et dans la boue, à la porte de l'habitation d'une
chienne en chaleur, oubliant le logis et l'heure du repas ?

Le fait suivant sera une preuve de ce que je viens de dire. C'est là,
évidemment, la cause de la rage.

Le chien qui vagabonde, au contraire, peut quelquefois satisfaire ses
désirs ; mais, en revanche, il est susceptible d'être mordu chaque fois
que l'occasion s'en présente.

Obs. III. — N° 25. Mᵐᵉ T....., demeurant rue Laplace, 13, au deuxième
étage, dont la profession est de garder des enfants, m'a présenté, le 29 novembre dernier, à midi, un chien de race abâtardie, à poil ras, de taille
moyenne, sous poil jaune foncé, âgé de quinze mois.

Voici les renseignements fournis par la propriétaire : Ce chien a mordu un
homme à la jambe, le jour même, à six heures et demie du matin, a ensuite
étranglé son compagnon, le chat de la maison, et a disparu de sept à
onze heures du matin. Il avait déjà fait pareille absence la veille, ce qui
était en dehors de ses habitudes. Mᵐᵉ T..... ajoute ensuite, répondant à mes

questions : Depuis huit jours, *l'animal recherchait une chienne en chaleur, habitant la même rue*, mais la chienne *n'en voulait pas et accordait ses faveurs à d'autres chiens ;* de là des rixes continuelles entre les prétendants. Bref, la rage se déclara.

Depuis deux jours, l'animal était inquiet et mangeait mal ; en revanche, il *buvait beaucoup.*

En entrant chez moi, l'animal fit entendre l'aboiement particulier du chien enragé, et Mme T....., que je questionnais toujours, m'avoua que, pendant le trajet de la rue Laplace chez moi, l'animal avait mordu au moins une douzaine de chiens : il se jetait sur tous ceux qu'il rencontrait. — « Mais alors, dis-je à cette femme, vous auriez dû tenir votre chien en laisse, voyant qu'il mordait tous les autres? » — « Je ne pensais pas, me répondit-elle, qu'il fût enragé, parce qu'*il buvait très-bien ;* et puis, j'avais perdu la tête. »

Cette femme amenait son chien par ordre du Commissaire de police. Je fournis immédiatement un rapport affirmatif, et recommandai au Commissaire de s'occuper de suite du malheureux qui avait été mordu, en lui cachant la vérité (ce qui fut fait, mais encore trop tard).

Je crois que ce fait est un cas de rage spontanée ; cependant, je ne puis me prononcer d'une manière certaine, car Mme T..... ne possédait ce chien que depuis quatre mois environ ; j'ai fait des recherches pour découvrir la personne qui le lui avait donné, mais il ne m'a pas été possible d'y parvenir. Dans tous les cas, la manière dont il s'est manifesté indique la spontanéité.

Cette observation est également intéressante, car il en découle un fait qui est, en général, la cause de tous les malheurs que je constate. C'est ce que cette femme m'a dit : « *Je ne pensais pas qu'il fût enragé, parce qu'il buvait bien.*

Or, si la rage est inconnue dans le public, et non-seulement dans le vulgaire, mais encore dans le haut public, en revanche on n'ignore pas le mot *hydrophobie ;* les plus illettrés en connaissent la signification, et c'est cette raison, *cette croyance*, qui est la cause de presque tous les désastres.

Je le dis avec certitude, le chien enragé, à la période d'invasion, boit généralement beaucoup, je dis bien *boit beaucoup*, et il faut le voir pour le croire. Ce fait se remarque presque toujours, sept à nuit fois sur dix. Plus tard, à la période d'état, il ne boit plus, parce qu'alors il y a impossibilité matérielle ; l'animal a, comme on dit, *la voix cassée* ; il fait entendre l'aboiement particulier que nous connaissons tous. Sous ce rapport il y a encore des nuances ; mais, ne voulant pas ici élargir le cadre de ce mémoire, nous nous en tiendrons là. A ce degré donc, l'animal ne boit plus, mais il cherche à boire et vous le voyez plonger le museau entier dans l'eau ; il y a paralysie presque complète du pharynx, ainsi que de la langue, de là impossibilité absolue de laper et de déglutir. Manquant de respiration, il sort le nez de l'eau et recommence quelque temps après.

J'ai vu des chiens à la période finale de la rage mue, ayant la mâchoire inférieure pendante, *entièrement paralysée,* avec une salive visqueuse s'écoulant par la commissure des lèvres, j'ai vu, disais-je, ces malheureux animaux s'arrêter pour boire aux ruisseaux dans lesquels ils clapotent sans rien absorber. Les propriétaires vous le disent également, lorsque vous les questionnez : « *Mon chien est très-altéré, il boit beaucoup.* »

Il est donc bien démontré qu'il n'y a pas le moins du monde *horreur de l'eau*, ce serait à mon sens le contraire qu'il faudrait dire.

Chez l'homme le fait existe : la vue d'un liquide quelconque produit des spasmes convulsifs et détermine des accès ; il en est de même de la vue d'un objet brillant ; mais chez le chien *ce fait est absolument faux.* Les chiens boivent d'ailleurs plus ou moins, cela tient évidemment au tempérament individuel, à l'*idiosyncrasie* ; il y en a qui boivent peu, mais enfin ils boivent tous, et c'est ce que j'ai tenu à prouver ici.

Lorsque la statistique de la rage aura plus d'étendue, on sera frappé de certaines particularités tenant aux variations brusques de la température. Je m'explique : A certaines époques de l'année on voit, du jour au lendemain, le thermomètre, qui, la veille, marquait + 10 ou 12 degrés, descendre rapidement à zéro. Un jour ou deux au plus après, des cas de rage se manifestent ; l'effet inverse et dans les mêmes conditions de rapidité amène le même résultat. Je crois donc que la rage étant à l'*état d'incubation* chez un chien, le fait que je signale en *précipite*, si je puis dire, *la brusque apparition.*

C'est à ces influences que j'attribue d'avoir vu, en un seul jour, le 28 mai 1872, trois cas de rage.

Permettez-moi, cher Maître, en terminant, de vous dire qu'il est affligeant de voir encore de nos jours tant de malheurs résultant de la rage du chien. Ainsi, dans ma dernière observation, voici un brave homme qui sort paisiblement de chez lui le matin pour aller à son travail et qui est mordu par un chien enragé ! Nous assistons tranquillement à ce triste état de choses, à notre époque, à Paris, la ville des lumières par excellence. Je me demande enfin pourquoi on n'essaye pas de faire quelque chose pour prévenir de semblables malheurs.

En remontant de l'effet à la cause, le seul moyen prophylactique sérieux serait, pour ce qui est de la rage spontanée et par conséquent pour le mâle, *de favoriser le rapprochement des sexes.*

A l'égard de la rage communiquée, je considère les moyens mis en usage jusqu'à présent pour l'éviter, d'une insuffisance notoire. La muselière pourrait donner des résultats satisfaisants si elle était appliquée convenablement, c'est-à-dire selon un modèle uniforme indiqué par l'autorité ; et puis, il faut bien le dire aussi, elle est et sera toujours considérée comme un moyen de supplice. Partant de là, on n'en fait généralement qu'un objet plus ou moins dérisoire, variant de la faveur rose ou bleue à la simple lanière mince et souple entourant le museau de l'animal.

D'ailleurs, en examinant plus à fond la question, suppose-t-on donc que le chien suspect de rage ou enragé viendra prévenir son maître et lui présenter son nez pour qu'il lui adapte une bonne muselière ?

La question, à mon avis, exige qu'on l'examine d'un point de vue plus élevé.

Le collier, dont vous avez déjà parlé différentes fois, notamment dans votre *conférence* en Sorbonne, me paraît être le moyen pratique le plus efficace pour donner des résultats sérieux ; mais encore, pour atteindre le but, devrait-il être fait selon certaines conditions exigées par l'administration. De cette façon, *ainsi que vous l'avez dit*, le propriétaire du chien ayant causé un malheur en serait rendu *civilement responsable*.

Nous voyons en outre que la rage progresse, les statistiques le prouvent ; la contagion et ses ravages prennent de plus grandes proportions, — témoin ma dernière observation ; — l'animal dont j'ai parlé a mordu une grande quantité de chiens, dont le plus grand nombre contracteront sans doute la maladie, et la transmettront à d'autres à leur tour.

Je crois qu'il serait temps de voir de près la question, car elle me semble inquiétante pour l'avenir.

Eh bien ! je dis : « Qui veut la fin veut les moyens. » Les moyens, il suffit de les chercher et on finira par les trouver ; du reste, si j'étais chargé de ce soin, voici ce que je proposerais : L'administration ferait savoir par voie d'affiches au public (affiches qu'on renouvellerait au besoin trois ou quatre fois par an, de préférence en avril et en septembre), qu'elle tient à la disposition de ses administrés qui n'ont pas les moyens de faire visiter leurs chiens, dans le cas où ces derniers sont malades, des bons de visite qu'on leur délivrerait gratuitement (1).

On ferait savoir au public que la rage progresse et qu'il est du devoir de tout propriétaire de s'éclairer dès que les animaux sont malades, car la rage ne naît pas instantanément.

Tous ceux qui, au mépris de ces avertissements, seraient la cause de malheurs irréparables, subiraient une condamnation.

Cette mesure aurait tout au moins pour résultat de faire séquestrer l'animal avant qu'il ait pu causer des désastres.

Pour détruire d'autre part cette croyance absurde de l'horreur de l'eau, je conseillerais de répandre à profusion la vérité. Je voudrais que l'enfant des villes aussi bien que celui des villages épelât de bonne heure le mot RAGE et qu'on lui fît comprendre l'erreur attachée à ce mot, au moyen d'historiettes faites dans ce but, dans les livres de lecture de l'enseignement primaire.

La rage apparaît quelquefois sous une forme insidieuse. C'est une erreur trop commune de croire que le chien enragé ait toujours un aspect féroce, c'est bien souvent le contraire que l'on observe. Cela tient à ce qu'à l'instant où l'animal vous est présenté, il se trouve dans un moment de calme ; mais qu'apparaisse un chien, vous voyez alors son regard se transformer et d'autres symptômes se produire.

---

(1) Mme T.... est inscrite aux indigents.

Cette étude, je dois le dire, n'est pas sans péril pour l'observateur, et pour ma part ma vie a été compromise réellement une fois, c'est cette année. On avait lâché à deux pas de moi un chien enragé et peu s'en est fallu que je ne fusse mordu : l'animal furieux me sautait entre les jambes ; j'ai pu heureusement lui échapper.

La première chose à faire est d'exiger qu'on tienne l'animal ; mais ici, il faut bien le dire, si le chien est l'ami de l'homme, l'homme est bien aussi celui du chien et quelquefois même son esclave. Ainsi des gens vous disent souvent, lorsque vous leur demandez de tenir leur chien : « Mais, Monsieur, il ne le voudra pas, il n'a jamais été attaché, « *il n'a jamais eu de collier !* »

On ne peut pas se figurer toutes les singularités que l'on est appelé à observer à l'occasion des chiens enragés. Ainsi, j'ai vu des dames m'amenant des chiens à la période d'état de la rage, fondre en larmes à ma déclaration positive, et, comme toujours, se refusant à me croire, embrasser, dans leur désespoir, le malheureux chien dont la bave coulait sur leurs vêtements. — « Mais, Madame, disais-je, n'embrassez « pas ce chien, je vous déclare qu'il est enragé. » — « Jamais ! Mon- « sieur ; mon chien hydrophobe ! jamais ! *d'abord il boit très-bien et* « *puis il n'a jamais été mordu.* »

Je pourrais de ces histoires vous en faire un volume. Jamais les gens ne croient à la rage chez leur chien ; ils l'admettent bien pour celui de M. X...., mais pour le leur, quoi que vous disiez ils ne le croient pas. En général vous finissez par les convaincre, mais ce n'est pas toujours un petit travail.

Telles sont les réflexions et les observations que j'ai puisées dans ma pratique journalière.

Si incomplètes que soient ces notes, je pense qu'elles peuvent être utiles à l'éclaircissement de la question que vous venez de mettre à l'ordre du jour.

40705 Paris. — Typographie de Vᵉˢ RENOU, MAULDE, et COCK, rue de Rivoli, nᵒ 144.

www.ingramcontent.com/pod-product-compliance
Lightning Source LLC
LaVergne TN
LVHW020633180726
843502LV00006B/2020